Anand Gupta

Le régime Yoga

12 Exercices faciles pour tous afin de réussir tous les régimes

Yoga pour tous #3

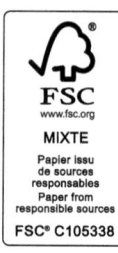

© 2016, Anand Gupta

Traduit de l'anglais (américain) par Eric Baron

Edition : BoD - Books on Demand

12/14 rond-point des Champs Elysées

75008 Paris

Imprimé par BoD – Books on Demand, Norderstedt

ISBN : 978-2-3220-7790-8

Dépôt légal : 06/2016

Introduction

En achetant ce livre, vous accepter entièrement cette clause de non-responsabilité.

Aucun conseil

Le livre contient des informations. Les informations ne sont pas des conseils et ne devraient pas être traités comme tels.

Si vous pensez que vous souffrez de n'importe quel problème médicaux vous devriez demander un avis médical. Vous ne devriez jamais tarder à demander un avis médical, ne pas tenir compte d'avis médicaux, ou arrêter un traitement médical à cause des informations de ce livre.

Pas de représentations ou de garanties

Dans la mesure maximale permise par la loi applicable et sous réserve de l'article ci-dessous, nous avons enlevé toutes représentations, entreprises et garanties en relation avec ce livre.

Sans préjudice de la généralité du paragraphe précédent, nous ne nous engageons pas et nous ne garantissons pas :

• Que l'information du livre est correcte, précise, complète ou non-trompeuse ;

• Que l'utilisation des conseils du livre mènera à un résultat quelconque.

Limitations et exclusions de responsabilité

Les limitations et exclusions de responsabilité exposés dans cette section et autre part dans cette clause de non-responsabilité : sont soumis à l'article 6 ci-dessous ; et de gouverner tous les passifs découlant de cette clause ou en relation avec le livre, notamment des responsabilités découlant du contrat, en responsabilités civiles (y compris la négligence) et en cas de violation d'une obligation légale.

Nous ne serons pas responsables envers vous de toute perte découlant d'un événement ou d'événements hors de notre contrôle raisonnable.

Nous ne serons pas responsable envers vous de toutes pertes d'argent, y compris, sans limitation de perte ou de dommages de profits, de revenus, d'utilisation, de production, d'économies prévues, d'affaires, de contrats, d'opportunités commerciales ou de bonne volonté.

Nous ne serons responsables d'aucune perte ou de corruption de données, de base de données ou de logiciel.

Nous ne serons responsables d'aucune perte spéciale, indirecte ou conséquente ou de dommages.

Exceptions

Rien dans cette clause de non-responsabilité doit : limiter ou exclure notre responsabilité pour la mort ou des blessures résultant de la négligence ; limiter ou exclure notre responsabilité pour fraude ou représentations frauduleuses ; limiter l'un de nos passifs d'une façon qui ne soit pas autorisée par la loi applicable ; ou d'exclure l'un de nos passifs, qui ne peuvent être exclus en vertu du droit applicable.

Dissociabilité

Si une section de cette cause de non-responsabilité est déclarée comme étant illégal ou inacceptable par un tribunal ou autre autorité compétente, les autres sections de cette clause demeureront en vigueur.

Si tout contenu illégal et / ou inapplicable serait licite ou exécutoire si une partie d'entre elles seraient supprimées, cette partie sera réputée à être supprimée et le reste de la section restera en vigueur.

Introduction 9
Chapitre 1 : Les principes du régime du Yoga 11
   Le régime du Yoga doit être sattvique 11
   Le régime yoga doit être végétarien 14
   Le régime du yoga doit être dépourvu de stimulants et de produits chimiques 17
   Le régime Yoga doit contenir des aliments frais 18
   Le régime Yoga requiert que vous soyez discipliné et ponctuel 18
   Apprendre vite 19
   Pratiquer la non-violence 20
Chapitre 2 : Les exercices de Yoga pour permettre la réussite de tous les types de régimes 22
   La posture demi-lune ou Ardha chandrasana 22
   Posture du guerrier ou veerbhadrasana 24
   Posture de l'arbre ou Vrikshasana 27
   Posture du cordonnier ou badhakonasana 30
   Posture de la planche ou kumbhakasana 32
   Posture du laboureur ou halasana 34

Chapitre 3 : Les exercices Yoga pour calmer votre esprit, votre corps et votre âme 37

  Posture du bébé heureuse ou ananda balasana 37

  Posture fontaine de jouvence ou viparita karani 40

  Posture du roi de la danse ou natarajasana 43

  Posture de la tête de vache ou gomukhasana 45

  Posture angle assis ou upavishta kona asana 47

  Uttanasana ou Posture de l'étirement intense 49

Conclusion 51

Introduction

Avoir une alimentation équilibrée et faire de l'exercice régulièrement sont les deux étapes essentielles pour une vie plus saine. Pour qu'un régime donne les meilleurs résultats possibles, il doit toujours être complété par un programme d'entraînement sportif rigoureux.

Aujourd'hui, nous essayons différents types de régime alimentaire pour atteindre notre poids idéal et pour rester en bonne santé. Une approche diététique a fasciné beaucoup de personnes à travers le monde au cours des dernières années : il s'agit du régime alimentaire du yoga ou du régime yogique. Le régime yogique aide non seulement les gens à atteindre leur poids idéal mais il les aide aussi à atteindre un certain équilibre spirituel et émotionnel. Les experts disent que les personnes qui suivent ce régime redécouvrent effectivement une nouvelle relation à la nourriture en général. Ce livre a été écrit pour vous apprendre davantage au sujet du régime de yoga et des exercices qui le complètent.

Chapitre 1 :
Les principes du régime du Yoga

Il y a certains principes qu'il faut respecter si vous suivez un régime yoga. Si toutes les règles et les recommandations sont respectées, vous pourrez alors vous débarrasser de tous les problèmes physiques et émotionnels dont vous souffrez depuis de nombreuses années. Lisez la suite pour en connaître les principes.

Le régime du Yoga doit être sattvique

La philosophie ayurvédique et yogique parle de trois gunas ou qualités principales

Raja, Tama et Sattva. Selon les experts yogiques, tout sur cette planète, y compris les produits alimentaires possède ces trois qualités, mais dans des proportions différentes. Il y a toujours une qualité qui est plus importante que les autres. En fonction des qualités dominantes, les produits alimentaires peuvent être classés en trois categories: les aliments radhasiques, les aliments tamasiques et les aliments sattviques.

Aliments Rajasique : Ils sont connus pour stimuler notre corps et notre esprit. La consommation des aliments rajasiques peut causer de l'irritabilité et une certaine agressivité. Le régime yogique ne devrait pas contenir ce type d'aliments qui sont souvent obtenus après avoir fait du mal à autre organisme. Les exemples des aliments rajasiques sont les aliments excessivement épicés, les boissons gazeuses, les barres énergétiques, les chocolats, les boissons contenant de la caféine, les aliments salés etc.

Aliments Tamasique: Les produits alimentaires ayant des propriétés sédatives sont classés comme des aliments tamasiques. Les experts du yoga les considèrent comme préjudiciable et ne les recommandent pas. Selon ces experts, les aliments tamasiques peuvent entraîner un engourdissement physique et mental. Les exemples d'aliments tamasiques comprennent le fromage bleu, l'opium, l'aubergine, le poireau, l'ail, l'oignon, la viande, le poisson , la ciboulette, les boissons alcoolisées , etc.

Les aliments Sattvique: Les aliments qui favorisent une bonne santé et une bonne clarté d'esprit sont classés comme des aliments sattviques. Ces aliments peuvent généralement être obtenus sans nuire à tout autre organisme et doivent être consommés régulièrement. Les exemples d'aliments sattviques comprennent l'eau, les légumineuses , les noix , les fruits , les légumes , les céréales , le miel brut, les tisanes , le lait frais (lait non homogénéisé et pasteurisé) et les dérivés laitiers frais tels que le yaourt , la crème, le beurre , le ghee (beurre clarifié) et le fromage.

Le régime yoga doit être végétarien

Les mangeurs de viande s'abstiennent de suivre un régime végétarien car ils supposent que cela conduira à une carence en protéines. En fait, les mangeurs de viande se nourrissent de protéines de qualité extrêmement pauvres. Les protéines qu'ils consomment meurent rapidement ou sont déjà mortes lorsqu'ils les mangent. Les protéines animales contiennent un niveau élevé de toxines et de l'acide urique, en quantité beaucoup plus grande que ce que notre foie peut filtrer. Certaines de ces toxines et l'acide urique sont certes, éliminés efficacement, mais une part importante reste déposé dans nos tissus et dans nos articulations causant des problèmes de santé comme le cancer et l'arthrite. En outre, en plus d'endommager notre sang, l'acide urique rend encore plus difficile d'avoir l'esprit clair et les qualités méditatives deviennent alors extrêmement difficiles à atteindre.

La viande est également connu pour être

l'un des aliments les plus riches en cholestérol, et d'être un agent responsable des maladies cardiaques et de l'accroissement de la sénilité. La consommation régulière de viande affaiblit également notre système digestif. La viande prend trois jours pour passer à travers notre tube digestif. Pour rester en bonne santé, les femmes doivent digérer les aliments dans les 18 heures et les hommes doivent le faire dans les 24 heures après les repas.

Nous pouvons suivre un régime alimentaire riche en protéines, sans pour autant manger de la viande. Les produits laitiers, les noix, les légumineuses et les légumes sont également riches en protéines. Le résidu primaire de ces protéines est de la cellulose, qui, contrairement à l'acide urique et aux autres toxines présentes dans la viande, elle n'endommage pas notre système interne. La cellulose peut être digéré facilement et notre corps peut l'utiliser rapidement et efficacement.

Le régime du yoga doit être dépourvu de stimulants et de produits chimiques

En suivant un régime de yogique, vous devez autant que possible consommer des produits alimentaires biologiques. En outre, évitez les stimulants tels que l'alcool, les édulcorants artificiels, le tabac et la caféine. En plus de nuire à votre corps, ces éléments altèrent aussi vos esprits et ruinent votre capacité à vous concentrer.

Le régime Yoga doit contenir des aliments frais

Lorsque sur un régime Yoga, vous devez rester loin de tous les aliments emballés et congelés. Evitez également les restes des repas et les aliments préparés depuis plusieurs heures. Tous les repas que vous prenez doivent être frais .

Le régime Yoga requiert que vous soyez discipliné et ponctuel

Lorsque vous suivez un régime yogique, vous devez effectuer les exercices régulièrement, dormir correctement temps et manger à intervalles réguliers. Pour de meilleurs résultats, vous devriez éviter de manger deux heures avant de pratiquer les asanas (exercices). Aussi, terminez votre dîner au moins deux heures avant d'aller au lit. Cela vous permettra aussi d'avoir un bon sommeil.

Apprendre vite

Il est vrai que vous ne serez peut-être jamais en mesure d'atteindre votre poids corporel idéal ou d' améliorer votre santé globale par le jeûne. Cependant, le jeûne de temps en temps est bon pour notre santé. En suivant un régime de yoga, vous pouvez choisir un jour particulier chaque semaine pour le jeûne. En fonction de votre capacité et de votre volonté, vous pouvez éviter de manger ou de boire quoi que ce ou vous pouvez seulement consommer des jus de fruits et de l'eau pendant le jeûne. L'objectif principal du jeûne est de purifier votre corps.

Pratiquer la non-violence

Vous pouvez pratiquer la non-violence, même lors de la cueillette des produits alimentaires pour votre repas. Choisissez des aliments qui ne sont pas disponibles à partir de la nuisance d'autres personnes ou d'autres animaux. Les produits que vous choisissez ne devraient pas causer de dommages à l'environnement, non plus. Vous pouvez remplacer les produits alimentaires traditionnellement cultivées par des aliments biologiques. Les produits alimentaires biologiques ne contiennent pas de pesticides, d'herbicides ou tout autre produit chimique nocif. Ainsi, en optant pour des aliments biologiques, vous contribuer indirectement au bien-être de notre environnement.

Chapitre 2 :
Les exercices de Yoga pour permettre la réussite de tous les types de régimes

La posture demi-lune ou Ardha chandrasana

La posture Ardhachandrasana doit être effectuée par chaque personne qui cherche à tonifier ses cuisses intérieures et supérieures et les fesses. Vous pouvez également vous débarrasser de ces poignées d'amour disgracieuse en effectuant cet asana régulièrement. Il travaillera en renforçant votre base et en vous aidant dans la perte de poids.

Comment l'effectuer ?

- Gardez vos pieds côte-à-côte. Vos talons et vos orteils doivent se toucher.
- Soulevez lentement vos deux mains au-dessus de la tête Une fois terminé, serrez vos deux paumes ensemble.
- Maintenant, étirez les mains autant que vous le pouvez. Essayez de toucher le ciel (dans l'idée). Cela vous aidera à atteindre votre étirement maximal.
- Respirez et commencez à vous plier latéralement vers votre droite. Pliez les hanches tout en gardant les mains jointes. Vous ne devriez jamais vous penchez en avant pour effectuer cette posture asana. Aussi, gardez bien vos coudes droits. Si vous suivez ces règles, vous sentirez un étirement significatif dans la zone entre vos cuisses et le bout de vos doigts.
- Maintenez la position pendant 10 secondes, inspirez et revenez lentement

à votre position debout originale. Répétez les mêmes étapes sur votre gauche cette fois-ci.

Posture du guerrier ou veerbhadrasana

Cette posture de yoga va étirer votre dos et renforcer votre ventre, vos fessiers et vos cuisses. Vous devrez effectuer cette posture asana tous les jours si vous voulez atteindre votre poids idéal.

Comment se mettre en position?

- Gardez vos pieds réunis. Vos mains doivent être placés à côté de vos cuisses.
- Lentement étendez la jambe droit en avant. La jambe gauche doit être

maintenue en extension vers l'arrière.
- Vous allez maintenant plier le genou droit en douceur.
- Maintenant, tournez le torse de telle sorte à ce qu'il soit tourné vers la jambe pliée.
- Tournez le pied gauche d'environ 40 à 60 degrés. Cela fournira un soutien supplémentaire à votre corps.
- Ensuite, expirez et progressivement redressez vos deux bras. Tout en restant dans cette position, vous devrez soulever le haut du corps le plus loin possible de la jambe pliée.
- Étirez les bras redressées encore plus loin et inclinez doucement le torse vers l'arrière. Si vous remplissez parfaitement toutes les étapes, votre dos aura la forme d'un arc.
- Maintenant vous devez vous préparez à sortir de cette posture. Expirez à nouveau et redresser le genou droit.

Maintenant, poussez délicatement la jambe droite pour revenir à la position debout originale. Si nécessaire, vous pouvez utiliser un ou vos deux mains pour vous soutenir. Comme vous allez commencer à exécuter la posture veerbhadrasana régulièrement, vous deviendrez progressivement être suffisamment souple pour prendre la posture sans aucun type de soutien.
- Ne vous précipiter jamais lors de l'exécution d'un veerbhadrasana. Si vous le faites, vous pourriez finir par vous blesser, aux jambes ou dans le dos.
- Répétez l'asana pour votre jambe gauche, cette fois-ci.

Posture de l'arbre ou Vrikshasana

Souvent, lorsque vous essayez de perdre du poids, vous finissez par perdre des muscles sur votre abdomen. La pratique de l'asana Vrikshasana de façon régulière vous aidera à tonifier les muscles de l'abdomen. Cette pose de yoga vous aidera même si vous n'avez pas déjà les muscles de l'abdomen bien développés. La posture Vrikshasana tonifie également les muscles de vos bras et les cuisses .

Comment se mettre en position?

- Gardez bien vos jambes réunis.
- Cette posture de yoga vous obligera à soutenir quasiment tout votre poids corporel sur l'une de vos jambes. Vous devriez commencer avec votre jambe

droite. Mettez autant de poids que possible sur la jambe droite.
- Soulevez la jambe gauche, c'est-à-dire la jambe qui soutient le poids du corps restant.
- Vous devriez lever la jambe d'une manière à ce que le pied reste face au genou de la jambe droite. Au départ, vous devrez peut-être maintenir la cheville pour lever la jambe plus facilement.
- Votre talon gauche devrait maintenant être placé sur la cuisse intérieure de la jambe droite. Placez-le au plus près de votre bassin que possible.
- Une fois que vous atteignez l'équilibre parfait, soulevez lentement les mains. Ne vous arrêtez pas jusqu'à ce que vous atteigniez votre tête et que cela forme un tronçon complet. Vos doigts doivent pointer vers le ciel (ou au plafond si vous pratiquez le yoga dans une salle).

- Votre objectif principal est le maintien de l'équilibre.
- Respirez régulièrement et continuez à fixer un seul endroit. Cela rendra le maintien de la position beaucoup plus facile pour vous. Une pause dans votre concentration pourrait entraîner une chute douloureuse.
- Lors de l'exécution de cette posture asana, n'essayez jamais d'équilibrer la tenue avec un mur ou une chaise. Faire de telles choses réduit les bons effets de l'asana.

Posture du cordonnier ou badhakonasana

Effectuer la posture badhakonasana pour vous débarrasser de l'excès de graisse stockée à l'intérieur des cuisses. La pratique de cette posture de façon régulière vous aidera également à renforcer vos muscles de l'aine, le bas du dos, les genoux et la colonne vertébrale. En outre, l' asana est connu pour améliorer la digestion et soulager les malaises menstruels.

Comment se mettre en position?

- Vous aurez besoin d'un tapis de yoga pour effectuer cette exercice. Étalez le tapis et asseyez-vous en maintenant vos jambes tendues. Gardez vos jambes jointes et la colonne vertébrale droite.
- Maintenant pliez lentement les jambes jusqu'aux genoux. Faites-le d'une

manière à ce que vos talons soient en face l'un de l'autre.

- Maintenant, utilisez vos mains pour étirer les jambes écartées. Faire ceci devrait permettre aux talons d'entrer en contact les uns avec les autres. Positionnez les talons aussi près du bassin que vous pouvez. Ceci est important car les experts de yoga disent que plus les jambes sont proches du bassin, plus les avantages s'en ressentent pour posture asana.
- Tenez vos chevilles et commencez à bouger les cuisses latéralement. Cette action correspond à l'action du vol d'un oiseau ou d'un papillon. Continuez jusqu'à ce que vos jambes commencent à vous faire mal. Vous ne devriez jamais faire pression sur vous-même pour augmenter la durée de temps de l'exercice. Effectuez-les régulièrement et vous verrez sûrement votre flexibilité

et votre souplesse s'améliorer avec le temps.

Posture de la planche ou kumbhakasana

Effectuez la posture kumbhakasana si vous souhaitez tonifier votre dos, vos épaules, vos bras , vos cuisses , vos abdominaux et vos fesses. En d'autres termes, cet exercice vous aidera à tonifier presque toutes les parties problématiques de votre corps.

Comment se mettre en position?

- Allongez-vous sur le tapis de yoga avec votre ventre face au tapis.
- Placez les paumes adjacentes à votre visage. Pliez les pieds de telle sorte à ce que vos orteils semblent pousser sur le

sol.
- Maintenant, poussez avec les mains et soulevez vos fesses vers le haut.
- Les deux jambes doivent toujours être conservés à plat (autant que possible). Cependant, assurez-vous que votre cou est lâche. Cette position est connue sous le nom adho savasana de mukha ou de la position de chien couché.
- Après avoir atteint la position mentionnée ci-dessus, prenez une profonde respiration et abaissez lentement le torse. Vos bras doivent former un angle de 90 degrés avec le sol. Votre poitrine et les épaules, d'autre part, doivent rester exactement en adéquation avec les bras. Ne laissez pas vos doigts s'évaser. Gardez-les aussi près les uns des autres que possible. Dans cette position, vous sentirez un étirement dans les muscles de l'estomac. Restez dans cette posture au

moins pendant 5 secondes. Plus vous serez en mesure de rester dans cette posture, plus forts seront les résultats.
- Pour sortir de la posture, commencez par bien expirer. Ensuite, abaissez lentement le corps (de la même manière que vous le faites lorsque vous effectuez des tractions). La posture Kumbhakasana devrait idéalement être terminée en effectuant la posture bhujangasana.

Posture du laboureur ou halasana

Les personnes en surpoids ont souvent de très mauvaises postures. La posture Halasana les aidera à corriger leurs postures habituelles. Cette caractéristique de halasana fait d'elle, une posture excellente même pour les personnes qui ont besoin de rester assis pendant une longue période de temps. C'est aussi parce que ces mêmes personnes ont aussi tendance à avoir des mauvaises postures. Cette posture effectuée de façon régulière permettra de tonifier les muscles fessiers et de rendre vos cuisses et vos épaules plus résistantes. Cet exercice, selon les experts, stimule nos glandes parathyroïdes, les glandes thyroïdiennes, les organes et les poumons abdominaux. Par conséquent, il contribue à l'amélioration de la digestion, la gestion des niveaux hormonaux et à l'amélioration des fonctions cérébrales.

Comment se mettre en position?

- Allongez-vous sur le tapis de yoga avec votre dos contre le tapis. Vos pieds doivent être conservés à plat sur le sol.
- Gardez les mains à côté de votre taille.

Lentement, pliez les genoux. Vos pieds doivent toujours être conservés à plat.
- Maintenant, soulevez doucement les jambes. Pour ce faire, vous devez utiliser vos mains pour supporter vos hanches. Placez-les (les mains) sur les hanches pour obtenir le soutien nécessaire.
- Ensuite, pliez les jambes lentement. Tentez de toucher la zone à l'arrière de votre tête avec les orteils. Gardez vos mains redressées sur le tapis.
- Lorsque vous remontez, expirez.
- Pour revenir à la position couchée original, abaisser votre dos doucement sur le sol. Prenez une respiration profonde (inspirer) en descendant. Ne commettez jamais l'erreur de descendre trop soudainement. Si vous le faites, vous pourriez finir par vous blesser gravement.

Chapitre 3 : Les exercices Yoga pour calmer votre esprit, votre corps et votre âme

Posture du bébé heureuse ou ananda balasana

Vous devez effectuer cette posture asana régulièrement si vous voulez améliorer vos articulations au niveau de la hanche. C'est également un excellent exercice pour libérer le stress du bas du dos et pour l'étirement des membres ischio-jambiers. Cette posture asana fonctionne comme un analgésique et réduit le stress sur le corps et l'esprit. Pour éviter les blessures et pour profiter d'un maximum d'avantages sur l'exécution de cette posture asana, vous devrez garder votre colonne vertébrale droite tout au long du processus.

Comment se mettre en position?

- Pour effectuer cet exercice, vous aurez besoin de vous allonger (sur votre dos sur le tapis de yoga).
- Pliez les jambes des genoux et amener-les vers votre poitrine. Ouvrez vos genoux les déplacer dans la direction des aisselles.
- Vos chevilles doivent rester bien fixes pour supporter vos genoux. Tenez légèrement l'extérieur de vos pieds avec vos mains.
- Maintenant, étirez lentement vos deux pieds vers le sol. Cela vous fera ressentir un étirement de détente.
- Ne vous arrêtez pas de respirer tout en

faisant tout cela.
- Vous devrez vous concentrer sur la détente de votre dos sur le sol. Pour le faire, faites bien en sorte que votre dos et épine dorsale se repose bien sur le tapis.
- Restez dans cette position pendant une minute. Vous pourriez tenir la position pendant longtemps au départ. Ainsi, vous pouvez commencer en restant dans la position pendant 15 secondes, puis augmenter progressivement la durée.
- Continuez à prendre des respirations profondes à intervalles réguliers. Vous pouvez répéter si vous le voulez.

Posture fontaine de jouvence ou viparita karani

Cette posture est capable de calmer votre système nerveux, de soulager votre tension musculaire et de soulager le stress et la fatigue. De plus, cette posture réparatrice et relaxante possède également la capacité de réduire la douleur au bas du dos. Les gourous du Yoga demandent souvent aux patients diagnostiqués avec de l'hypertension d' effectuer ce viparita karani. En effet, effectuer la posture régulièrement peut vous aider à diminuer la pression artérielle.

Comment se mettre en position?

- Lors de l'exécution de cette posture asana, vous aurez besoin de déplacer le tapis de yoga sur un mur de votre

chambre. Idéalement, le mur doit vous aider à être à l'aise lors de l'exécution du viparita karani.
- Asseyez-vous sur le tapis face à son côté gauche. Votre hanche droite doit faire face au mur.
- Allongez vous sur le tapis.
- Commencez à étirer vos jambes le long du mur.
- Vos fesses doivent être en position de repos. Si possible, ils devraient être en contact avec le mur.
- Vos talons et les pieds doivent se toucher. Vos pieds doivent être fléchis en arrière, tandis que vos jambes doivent être actifs.
- Placez les bras le long de votre corps et vos paumes face au plafond (si vous le souhaitez, vous pouvez également placer les mains sur votre abdomen).
- Incliner votre épaule vers le bas, tout en inclinant le menton vers la poitrine. Cela

va allonger votre colonne vertébrale.
- Gardez les yeux fermés. Si nécessaire, vous pouvez également placer un cache-œil.
- L'accent doit être mis sur vos respirations. Inspirer et expirer profondément.
- Vous devez rester dans cette position pendant 5 minutes. Si vous êtes encore un débutant, il serait sage de commencer avec 1 minute, puis augmenter progressivement.
- Pour sortir de la position, replier les genoux vers le bas dans la direction de la poitrine et rouler doucement vers la droite. Votre bras gauche peut vous aider dans la position assise.

Posture du roi de la danse ou natarajasana

Cet asana est un excellent exercice pour les personnes qui cherchent à assouplir la region de l'aine, l'abdomen et les cuisses. En outre, la posture de la Natarajasana vous permettra également de travailler sur vos jambes, sur votre poitrine et sur les muscles des épaules. Selon les gourous du yoga, cette posture asana fonctionne en particulier sur la majorité de nos parties du corps et aide à améliorer notre équilibre du corps. La posture du roi de la danse est souvent recommandée aux personnes qui cherchent à améliorer leur concentration.

Si vous allez effectuer cette pose de yoga pour la première fois, assurez-vous de bien gardez votre cheville soulevée flexible. Si vous ne le faites pas, vous pourriez souffrir de crampes dans les muscles des cuisses.

- Mettez-vous dans la position de l'arbre

(la position a été décrite ci-dessus). Inspirez et transférez la majeure partie de votre poids corporel sur votre pied gauche Maintenant, levez le talon droit dans la direction de la fesse. Exercez une pression supplémentaire sur votre jambe gauche, sur votre hanche, sur votre genou et sur votre cuisse. Cela permet de garder vos deux jambes parfaitement équilibrées.

- Maintenant, maintenez votre cheville droite avec la main droite (pour ce faire, vous devrez alors étirer un peu votre corps). Soulevez la région pubienne et la partie de la hanche pour éviter une pression supplémentaire.
- Tirez la jambe droite, même si vous utilisez davantage la main droite et étendez l'autre main.
- Tenez la pose pendant 20 à 30 secondes. C'est tout. Maintenant, revenez à la position initiale lentement.

- Répétez toutes ces étapes de l'autre côté.

Posture de la tête de vache ou gomukhasana

La posture Gomukhasana va étirer vos chevilles, la poitrine, les cuisses, les hanches, les triceps, les épaules et les aisselles. La posture permet une relaxation et libère des différentes tensions ressenties. Il est également connu pour stimuler les reins. Les gourous du yoga recommandent souvent cette posture asana à des personnes souffrant d'affections comme l'hypertension, le diabète et/ ou qui rencontrent des troubles sexuels. Vous pouvez également soulager vos maux de dos, vos rhumatismes et votre sciatique en effectuant cette posture asana régulièrement. La pratique régulière de l'exercice aide à tonifier les organes reproducteurs.

Comment se mettre en position?

- Asseyez-vous sur le tapis de yoga avec vos jambes étendues.
- Pliez votre jambe gauche à partir des genoux et utilisez vos mains pour la placer sous vos fesses du côté droit.
- Maintenant, pliez votre jambe droite pour le placer exactement sur vos cuisses gauche.
- Dans cette position, votre genou droit doit être très proche de votre genou gauche. Bien sûr, ils doivent être au-dessus l'un de l'autre.
- Maintenez la position pendant 20 à 25 secondes et répétez pour l'autre côté.

Posture angle assis ou upavishta kona asana

L'asana Upavishta kona étire nos muscles des jambers, ainsi que les muscles adducteurs de l'aine. Il travaille en renforçant les muscles tout en soutenant notre moelle épinière et en encourageant l'activation de nos muscles du torse. Les théories anciennes du yoga suggèrent que la réalisation de cet exercice améliore la circulation sanguine dans la région pelvienne et maintien en santé les organes reproducteurs et ceux de la partie pelvienne. La posture est également connue pour améliorer la digestion et le métabolisme général.

L'asana Upavishta kona nous permet de nous concentrer profondément. Cela laisse un effet relaxant et nous nous soulageant de la fatigue accumulée, en nous débarrassant de la dépression légère et de l'anxiété. Cette posture asana est souvent utilisée pour traiter la sciatique et l'arthrite.

Comment se mettre en position?

- Asseyez-vous avec vos jambes tendues.
- Écartez les jambes lentement. Gardez l'ouverture jusqu'à ce qu'ils créent un angle de 90 degrés avec vos hanches. Ce faisant, pencher légèrement vers l'arrière.
- Apportez les mains dans votre avant et placez-les sur le sol. Inspirez profondément et redressez la colonne vertébrale. Maintenant, expirez et commencez à ramper vers l'avant en utilisant les mains.
- Continuez à ramper jusqu'à ce que vous ayez un peu mal. Votre colonne vertébrale étirée devrait vous permettre de couvrir une distance

impressionnante.
- Détendez-vous la tête et inspirez trois fois et revenez lentement à la position assise.

Uttanasana ou Posture de l'étirement intense

C'est un exercice étonnant pour les personnes qui cherchent à calmer leur système nerveux. Etre dans cette posture nous aide à libérer le stress et l'anxiété de notre enveloppe corporelle. Vous pouvez l'exécuter comme une asana séparée ou vous pouvez la faire entre différentres postures pour atteindre la relaxation.

Comment se mettre en position ?

- Gardez vos pieds réunis. Maintenant, pliez légèrement les genoux et pliez le

torse vers les jambes. Vous devriez le faire en pliant vos hanches et non pas votre dos.
- Vos mains doivent être placés juste à côté de vos pieds. Si vous le souhaitez, vous pouvez également les placer sur le sol.
- Prenez une respiration profonde et élargissez votre poitrine pour étirer votre colonne vertébrale. Continuez à regarder vers l'avant.
- Expirez et redressez vos jambes. Levez vos genoux pour que vos genoux soient droits, mais ne prolongez pas trop l'effort.
- Expirez à nouveau et détendez votre torse. N'arrondissez pas votre dos pendant que vous le faîte. Restez dans cette position pendant 15 secondes, et revenez lentement à la position debout originale.

Conclusion

Si vous suivez un régime de yoga stricte que vous exécutez ces 12 asanas régulièrement, vous allez être plus sain que vous ne l'avez jamais été. Vous aurez non seulement un corps parfait, mais vous pourrez également devenir le fier propriétaire d'un esprit clair et d'une âme pure.

Pour rester toujours énergique, n'oubliez pas d'effectuer la posture du cadavre ou la savasana après 15 minutes d'exercices yogiques. Rien ne peux-vous fournir une relaxation plus intense que celle du savasana. Pour effectuer cette pose, vous devrez vous allonger sur le dos sur le tapis de yoga. Gardez vos bras sur les côtés, fermez les yeux et concentrez-vous sur votre respiration. Pour ce faire, mettez-vous dans cette position pendant 5 minutes entre les différentes postures asana et pendant 10 minutes après votre terminé vos exercices yogiques.